LE CONSERVATEUR DE L'ENFANCE ET DE LA JEUNESSE,

OU

PRINCIPES D'HYGIÈNE A SUIVRE DANS LA MANIÈRE D'ÉLEVER LES ENFANTS DEPUIS LEUR NAISSANCE JUSQU'A L'AGE DE PUBERTÉ.

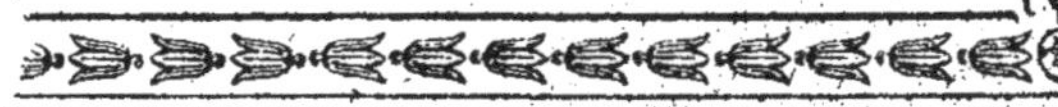

A PARIS,
CHEZ DELAUNAY, LIBRAIRE,
AU PALAIS-ROYAL.
1825.

ont le bonheur de traiter familièrement avec lui, sentent sa présence d'une façon toute singulière, et dont les autres ne sont point capables. Elles sentent qu'il leur est présent, comme un hôte qui a établi sa demeure en elles et qui n'en veut plus sortir, comme un compagnon qui s'entretient doucement et continuellement avec elles, comme un ami qui ne cesse de les combler de bienfaits, comme un époux qui les embrasse tendrement et leur fait mille caresses. On a dit ailleurs que le vrai bonheur de cette vie consiste dans l'union de l'ame avec Dieu par le pur amour : or cela se fait quand Dieu le veut, mais particulièrement à la communion, où se consomme, comme parle un grand théologien, le mariage spirituel.

Nous disons donc de cette ame, qui dans l'agréable Sacrement parvient à s'unir avec Jésus-Christ, non par une simple foi, mais par une foi vive et éclairée, qu'elle s'imagine voir le divin hôte qui habite en elle ; cette ame, dis-je, participe autant qu'il se peut au bonheur des saints qui le voient à découvert dans le ciel. Elle sent effectivement qu'il est en elle, et la connaissance ex-

LE CONSERVATEUR DE L'ENFANCE ET DE LA JEUNESSE.

IMPRIMERIE DE LACHEVARDIERE FILS,
SUCCESSEUR DE CELLOT, RUE DU COLOMBIER, N. 30.

LE CONSERVATEUR
DE L'ENFANCE
ET
DE LA JEUNESSE,

OU

PRINCIPES A SUIVRE

DANS LA

MANIÈRE D'ÉLEVER LES ENFANTS

DEPUIS LEUR NAISSANCE

JUSQU'A L'AGE DE PUBERTÉ.

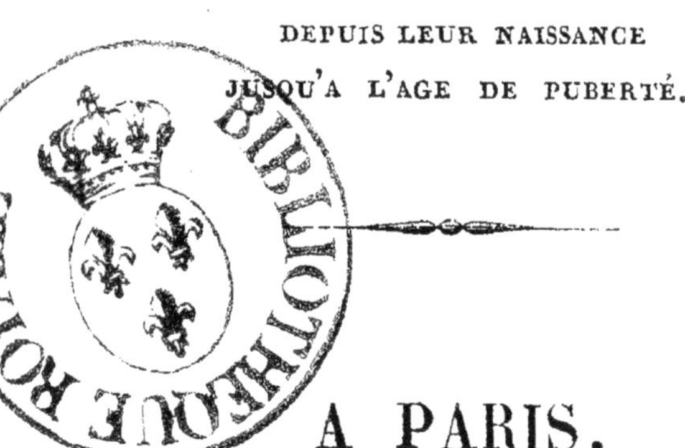

A PARIS,

CHEZ DELAUNAY, LIBRAIRE,

AU PALAIS-ROYAL.

1825.

LE CONSERVATEUR
DE L'ENFANCE
ET
DE LA JEUNESSE.

CONSIDÉRATIONS GÉNÉRALES.

La vie physique dépend des premiers soins donnés à l'enfance ; la vie morale en éprouve elle-même l'influence par la formation plus ou moins parfaite des organes du sentiment et de la pensée, et par les impressions reçues dans les premières années de la vie. La plupart des enfants sont encore abandonnés à des nourrices ou à des domestiques. Cet usage est un grand obstacle au perfectionnement physique et intellectuel de cette partie de l'espèce humaine. L'on doit une éternelle reconnaissance au philosophe de Genève, pour avoir employé son éloquence à ramener les mères aux sentiments de la nature, qui leur a fourni les moyens d'allaiter elles-mêmes les êtres auxquels elles donnent le jour. Époux, mères, enfants, la société tout entière éprouve les améliorations nées de cet heureux usage. Malheureusement il est loin encore d'être universel parmi celles mêmes qui peuvent s'y livrer. Il se trouve aussi au sein de nos cités de jeunes femmes auxquelles la nature a refusé les moyens de nourrir leurs enfants, ou que leurs occupations empêchent de le faire. Parmi les mères-nourrices, beaucoup d'entre elles croient leur tâche remplie par l'allaitement, et se reposent sur des domestiques des autres soins maternels. Ces dames peuvent être de fort bonnes nourrices, mais comment croire qu'elles sont bonnes mères, en les voyant confier à des mercenaires l'accomplissement des autres devoirs de la maternité ?

Peut-être toutefois sont-elles excusables si elles ne connaissent pas les dangers auxquels ce fatal usage expose les enfants, et certes il en est beaucoup qui les ignorent !

Le but de ce petit écrit est de leur démontrer combien les soins de l'ingénieuse tendresse maternelle ont d'influence sur la durée et sur la capacité de la vie physique et de la vie intellectuelle des enfants des deux sexes.

Nous n'avons entrepris cette tâche qu'après avoir consulté, étudié les ouvrages les plus célèbres sur cette importante matière. Nous avons particulièrement médité et adopté une partie des principes développés dans l'écrit très remarquable du docteur Hufeland, récemment publié, livre où l'auteur a approfondi son sujet [1].

Nous exposerons les avantages des soins maternels pendant les premières années des enfants ; nous parlerons au cœur des mères; des plumes plus éloquentes s'adresseront à leur esprit.

DE LA DURÉE DE LA VIE HUMAINE.

La durée de la vie humaine est beaucoup moins circonscrite qu'on ne le pense généralement. Dans les campagnes, l'ignorance, les besoins, la misère; dans les villes, le mauvais air, les excès, et les abus de la civilisation, abrègent prodigieusement notre existence : la nature n'y a pas assigné de terme positif; libérale sur ce point comme sur tant d'au-

[1] *L'Art de prolonger la vie de l'homme*, par C. F. Hufeland, premier médecin de sa majesté le roi de Prusse. Paris, Baillière, libraire, 1824.

tres, c'est à nous-mêmes qu'elle a confié ce soin. L'homme né de parents sains, élevé d'après les principes que nous allons établir, et observant ensuite les précautions propres à chaque âge, peut, sauf les accidents, fournir une carrière double de celle aujourd'hui ordinaire.

Et que l'on ne croie pas que, pour atteindre ce but, il faille avoir recours à des moyens extraordinaires, ou vivre en ermites! Si les abus de la civilisation entraînent ainsi que *ceux* de l'ignorance l'accélération de la mort, l'usage raisonnable des bienfaits de la civilisation dans les classes aisées, et un peu plus d'instruction et d'aisance chez les villageois et parmi les artisans et les ouvriers, contribuent puissamment chez les uns et chez les autres à éloigner le terme de la vie humaine. Voici la preuve de cette influence : elle résulte du beau travail de M. *Louyer de Villermay*, lu à l'académie des sciences le 29 novembre 1824.

Il constate que, dans les départements

les plus aisés de la France, la mortalité est de un sur quarante-huit, tandis que dans les plus pauvres elle est de un sur trente-trois. Ainsi dans les premiers il meurt trois habitants chaque année sur cent trente-huit, et il en périt dans les seconds quatre sur cent trente-deux.

L'influence de l'aisance est la même dans les différentes classes d'ouvriers, d'après le tableau ci-dessous des malades qui entrent dans les hôpitaux de Paris : il est observé que les professions sont classées en raison de l'aisance des ouvriers.

Bijoutiers et compositeurs d'imprimerie,	un	mort sur	onze.
Couturière,	une	—	huit.
Cordonniers et couvreurs,	un	—	sept.
Maçons,	un	—	six.
Manœuvres,	un	—	cinq.
Chiffonniers,	un	—	quatre.
Portiers à Paris,	un	—	quatre.
Militaires,	un	—	vingt.

Ce tableau démontre l'influence de l'aisance sur la durée de la vie.

Malgré cette non-limitation *précise* de la vie humaine, il paraît, d'après la recherche des savants et des observateurs, que la nature semble avoir pris pour base de la durée de la vie dans tout le règne animal le terme que les individus de chaque espèce emploient à prendre leur accroissement complet.

Tous les grands quadrupèdes, ceux moyens et les plus petits, vivent généralement *huit fois* autant de temps qu'ils en mettent à parvenir à leur entier développement.

Le cheval est quatre ans avant d'être entièrement formé; le *maximum* de sa vie est de trente à quarante ans lorsqu'il n'est pas maltraité, ni surchargé de travaux au-dessus de ses forces.

Le bœuf, la vache, ont atteint leur développement à deux ans et demi environ; quinze à vingt années font le terme moyen de leur vie dans des circonstances ordinaires. Le porc croît pendant deux ans; il vit quinze à vingt ans.

Dans les animaux d'une taille inférieure la règle est à peu près la même.

Les oiseaux [1] et les poissons forment seuls exception. Mais les uns et les autres vivent ailleurs que sur la terre, ce qui peut expliquer pourquoi ils vivent plus long-temps que les autres espèces.

Les mêmes lois paraissent régir la durée de la vie des végétaux : plus ils sont de temps à parvenir à l'état de reproduction par la fructification, et plus leur vie est longue.

Ce rapport entre le développement entier et la durée de la vie des individus de chaque espèce animale paraît donc pouvoir être rangé parmi ces grandes lois

[1] Un faucon, appartenant à Jacques Ier, roi d'Angleterre en 1610, s'étant échappé avec un collier d'or, fut pris en 1802 au cap de Bonne-Espérance, portant le même collier et le nom du roi. Il était encore bien portant, et avait alors environ deux cents ans.

auxquelles la nature a soumis tout ce qui respire sur la terre.

Il est plus que présumable que l'homme, doué de tant d'avantages refusés aux autres variétés animales et végétales, n'en a pas moins qu'elles été rangé sous cette loi générale.

Or, dans l'espèce humaine, l'on peut fixer, pour les hommes à vingt-cinq ans, et pour les femmes à vingt et un, l'entier développement des individus de chaque sexe. Il s'ensuit que l'homme serait destiné à *pouvoir* atteindre le terme de deux cents ans, et la femme celui de cent soixante-huit.

Un savant chronologiste allemand a démontré que, dans les premiers siècles du monde, d'après la Genèse, l'année n'était que de trois mois, ainsi que cela existe encore dans quelques parties de l'Asie.

Cette observation explique les huit cents ans de *Mathusalem*, qui seraient réduits à deux cents, et les autres exemples de longévité rapportés dans les livres sacrés.

De ce que nous venons de dire, il ne s'ensuit pas que chaque homme *doive* vivre deux cents ans, ni chaque femme cent soixante-huit, mais qu'ils *peuvent* arriver à ce grand âge, ou en approcher plus ou moins en ne s'écartant pas *habituellement* des règles de la raison dans l'exercice de leurs facultés physiques et intellectuelles.

L'on sent que la *première* des conditions pour jouir de toute la durée de la vie humaine est de veiller attentivement dans les enfants à la formation et au développement de tous leurs organes physiques et d'intelligence. C'est surtout pendant les deux premières années que s'opère le complément de la génération par l'accroissement et la perfection des organes physiques, tels que ceux des cinq sens, de la respiration, du mouvement dirigé par la volonté, du germe des dents, de la consolidation des os, et de la formation de l'organe de la parole. Les organes intellectuels se forment par la sensibilité, qui est un exercice de l'âme.

Tel est l'immense travail qui se fait dans les enfants pendant les deux premières années.

C'est par cette palpable et importante considération que les mères, convaincues qu'elles tiennent dans leurs mains le fil de la vie de leurs enfants, trouveront dans leur tendresse le moyen de le prolonger le plus possible : or ce moyen est tout entier dans leurs soins *personnels* pendant les premières années de l'enfance, soins qui doivent être dirigés d'après des règles fixes.

L'accroissement du corps humain peut se diviser en trois époques bien caractérisées : 1° depuis la naissance jusqu'à l'âge de sept ans ; 2° de sept à quatorze ; 3° et de quatorze à vingt et un. Nous traiterons spécialement ce qui concerne les deux premières époques pendant lesquelles s'exerce principalement l'influence des parents sur leurs enfants.

RÈGLES A SUIVRE POUR L'ÉDUCATION DES ENFANTS.

PREMIÈRE ÉPOQUE.

Depuis la naissance jusqu'à sept ans.

Avant d'indiquer aux mères les règles à suivre pour leurs enfants, nous ne pouvons mieux leur en faire sentir la nécessité qu'en mettant sous leurs yeux le nombre de ceux qui périssent depuis la naissance jusqu'à dix ans, d'après le système suivi jusqu'à ce jour.

Sur *cent* enfants qui naissent, il est démontré qu'avant l'âge de dix ans il en meurt *cinquante*. D'après les tables de mortalité des villes le nombre de ces jeunes victimes y est encore plus grand.

C'est à vous, mères, à diminuer vos propres pertes, à ne plus enfanter pour une mort soudaine, à donner une seconde vie à ces jeunes êtres par des soins inspirés par votre cœur et commandés par la nature, à ne plus jouer enfin vos enfants avec la mort à *pair ou non*.

Nous entrerons dans beaucoup de détails à l'égard des nouveau-nés. Cette précaution est d'autant plus nécessaire que, soit au moment de leur naissance, soit dans le cours de la première année, les enfants sont sujets à des accidents ou à des indispositions qui en font périr une multitude.

Souvent en effet les mères enfantent dans un moment où l'accoucheur ou la sage-femme n'est pas présent; il faut donc alors connaître le traitement à administrer aux enfants frappés d'apoplexie ou d'asphyxie à l'instant de la naissance, le plus léger retard pouvant causer leur perte.

Pour les autres indispositions, on ne peut toujours se procurer à l'instant des gens de l'art, et il est alors utile de posséder les moyens de se diriger dans ces différentes situations.

Tels sont les motifs qui nous ont engagé à indiquer à cet égard quelques prescriptions médicales simples et sans aucun danger.

Il arrive quelquefois, ainsi que nous venons de le dire, qu'en voyant le jour les nouveau-nés sont asphyxiés ou frappés d'apoplexie. Ces deux états ont l'apparence de la mort. Le défaut de circulation et de respiration, la rougeur du visage, en sont les symptômes ; voici les remèdes quant à l'apoplexie.

Laisser couler le sang par le cordon ombilical; appliquer derrière chaque oreille une ou deux sangsues ; placer, s'il est possible, l'enfant dans un bain tiède dans lequel on ajoute un peu de vinaigre. La durée du bain ne doit jamais excéder un quart-d'heure. L'on essuie bien l'enfant et on lui frotte l'épine du dos avec des linges chauds, puis on l'enveloppe chaudement.

Pour l'asphyxie, l'on fait des frictions sur le cœur, les tempes et l'épine du dos avec des linges un peu chauds, imbibés d'eau de Cologne ou d'eau-de-vie. L'on frotte la plante des pieds avec la main ou une brosse douce. Après avoir détaché les barbes d'une plume, l'on en chatouille l'intérieur des narines; enfin, l'on introduit de l'air dans les poumons. Beaucoup de personnes soufflent cet air avec leur bouche, mais l'air sortant du corps humain est altéré; il est préférable de faire usage d'un soufflet, dont on introduit le bout dans une narine en le tenant avec la main pour empêcher que l'enfant n'en soit blessé ; il faut aussi souffler modérément et alternativement dans chaque narine. Si l'enfant n'est pas mort, ces secours le rappellent à la vie; l'on s'empresse alors de l'envelopper dans des linges chauds et de le promener la tête haute, position qu'il faut garder dans ces deux traitements.

Ce premier danger passé, il faut bientôt s'occuper de débarrasser l'enfant du *méconium*, c'est-à-dire des sécrétions qui se sont accumulées en lui pendant le temps qu'il a passé dans le sein de sa mère. L'on mélange à cet effet une ou deux onces de sirop de chicorée composé avec un peu de rhubarbe, dans deux à trois onces d'eau pure, et l'on en fait prendre à l'enfant une cuillerée à café toutes les demi-heures jusqu'à ce que les évacuations aient lieu : alors on s'arrête, si elles paraissent complètes. Cette précaution est surtout nécessaire lorsque les enfants sont allaités par une nourrice. A l'égard des mères, la nature a pourvu à ce que leur lait, à cette époque, produisît naturellement cet effet sur leurs enfants.

Les premières douleurs qu'éprouvent les enfants sont occasionées par des tranchées ou petites coliques : on les adoucit par des bains tièdes de douze à quinze minutes, par le frottement du ventre avec la main et par l'application sur le ventre de flanelle chaude, trempée dans de l'eau de guimauve et de graine de lin. Si ces tranchées se prolongent, l'on purge avec un peu de sirop de fleur de pêcher, et l'on donne quelques lavements avec une décoction légère de tête de pavot.

Si les vents tourmentent les enfants,

on leur donne une ou deux cuillerées à bouche d'*infusion* d'anis ou de menthe.

Sont-ils travaillés par la diarrhée, on leur fait boire une infusion d'eau d'orge, ou de riz, ou de gomme arabique, et on leur donne des lavements avec la même eau.

Dans les cas où la diarrhée est produite par l'engorgement des premières voies, cela se reconnaît à la langue, qui est chargée, et à des vomissements; alors on donne quelques cuillerées à café de sirop d'ipécacuanha. Si le mal résiste, l'on administre un *demi*-grain d'émétique mêlé à trois onces d'eau sucrée, dont on fait prendre tous les demi-quarts d'heure une cuillerée jusqu'à ce que l'évacuation ait lieu.

Mais si la diarrhée a pour cause un embarras intestinal, ce qui se distingue par des coliques, des vents, et des évacuations fétides, l'on fait usage des amers, tels que le sirop de chicorée ou de fleur de pêcher. L'on fortifie en même temps l'intestin par une infusion légère de rhubarbe.

Il faut toujours laisser les indispositions se caractériser avant d'administrer aucune drogue, car la nature se débarrasse elle-même le plus souvent, et il faut bien des ménagements pour ne pas fatiguer des organes aussi délicats.

Cependant, au milieu de ces soins, l'enfant croît avec une rapidité surprenante pendant la première année, et cet accroissement est plus considérable dans cet intervalle qu'à aucune autre époque de la vie.

NOURRITURE PENDANT LE PREMIER AGE.

Pendant les six premiers mois après la naissance, *l'enfant ne doit avoir d'autre nourriture que le lait de sa mère ou de sa nourrice.* Après ces six mois on peut commencer à lui donner un peu de soupe; si elle est grasse, il faut en dégraisser le bouillon. L'on augmente peu à peu la quantité de soupe pendant les six derniers mois de la première année. L'on doit s'abstenir sévèrement de tout autre aliment dans cet intervalle par les raisons suivantes.

La bouillie, dont on fait tant usage en France, est une nourriture de difficile digestion, puisque la farine n'en est pas cuite.

En second lieu, toute nourriture qui a des végétaux pour base fait naître chez les nouveau-nés les germes de diverses indispositions ou maladies graves, telles que les vents, les glaires, les obstructions, les écrouelles; la bouillie engorge en outre les glandes du mésentère, engendre le carreau, maladie du même genre; les scrofules, et enfin les phthisies pulmonaires, qui enlèvent en France un si grand nombre d'individus.

Les fécules et les gruaux occasionent les quatre maladies ou indispositions premières, désignées dans celles auxquelles la bouillie donne lieu; de plus, ces farineux entretiennent les enfants dans un état de langueur.

L'on pourra objecter que nos craintes sur les effets de ces aliments, et surtout de la bouillie, sont imaginaires ou exagérées, puisque la presque totalité de la population française a été ainsi nourrie dans son enfance.

Nous répondrons à ce fait incontestable par un autre qui ne l'est pas moins, c'est celui résultant du tableau que voici, formé d'après les tables de mortalité.

Avant d'offrir ce tableau, nous rappellerons aux mères que c'est à l'âge de trois mois environ que l'on doit *vacciner* les enfants, pour prévenir les suites terribles de la funeste *petite-vérole*. Une expérience, établie par le temps et sur tout le globe, doit enfin l'emporter dans tout esprit sensé sur des préjugés dont tous les enfants deviennent les victimes.

Il n'est plus de pays en Europe où la vaccine ne soit établie. Son usage est devenu familier partout; plus de prétextes pour s'y refuser.

PROBABILITÉS DE LA VIE POUR CENT ENFANTS.

Nombre de ceux qui meurent à chaque époque.	Nombre d'années pendant lesquelles ils vivent.	Nombre de ceux qui survivent à chacune de ces époques.
	Depuis la naissance jusqu'à l'âge de	
50	de 10 ans,	50 à 10 ans.
20	10 à 20	30 à 20
10	20 à 30	20 à 30
6	30 à 40	14 à 40
5	40 à 50	9 à 50
3	50 à 60	6 à 60

RÉSULTAT.

Sur cent enfants six seulement parviennent à l'âge de soixante ans.

Lorsqu'une mortalité aussi terrible moissonne quatre-vingt-quatorze individus sur cent avant l'âge de soixante ans, il faut nécessairement qu'il existe des vices essentiels dans le système d'éducation physique et morale d'un pays. Il est présumable que ces vices attaquent dès l'enfance les principes de la vie ; et tout ami de l'humanité, tout ami de son pays doit s'appliquer à en rechercher les causes et à en indiquer les remèdes.

Les gens de l'art reconnaissent qu'une farine presque entièrement crue est un aliment indigeste et malsain pour des nouveau-nés. Il n'en est pas de même de la soupe faite avec du pain dont la farine a subi une fermentation qui l'a allégée, et une cuisson qui en dénature les effets. Tels sont les motifs sur lesquels sont appuyés la substitution de la soupe à la bouillie, avec la précaution de ne commencer à en donner aux enfants qu'à l'âge de six mois, époque à laquelle leur estomac a déjà pris quelque force.

Certes, l'effrayante mortalité qui a pesé jusqu'ici sur les enfants, et qui en frappe avant l'âge de dix ans cinquante sur cent, doit déterminer tous les esprits sensés à adopter pour le premier âge un genre d'aliment qui est le nôtre habituel, et auquel il est bon d'habituer de bonne heure l'estomac des enfants. Dans tous les cas que risque-t-on?

Les Anglais et quelques personnes en France adoptent un autre système. Considérant que les viandes contiennent plus de sucs alimentaires que toute autre nourriture, ils en donnent aux enfants dans l'âge le plus tendre. D'abord ces enfants prennent une croissance rapide et offrent toutes les apparences de la force et de la santé; mais on ne viole jamais impunément les lois de la nature. C'est ordinairement à l'âge de deux ans que les enfants ont quelques unes de ces dents, instruments qui doivent servir à déchirer et à mâcher les viandes pour en faciliter la digestion. Avant cette époque cette nourriture est prématurée, et devient funeste en excitant trop vivement les forces vitales dans un âge aussi tendre. Le sang alors s'échauffe et est toujours prêt à s'enflammer; de là l'accélération de la dentition à une époque où ce grand travail épuise les forces de cet âge ; de là la petite-vérole, que l'on prévient à la vérité par la vaccine ; la rougeole, et d'autres indispositions, dont l'effet étant de faire porter le sang à la tête finit par faire naître des fièvres inflammatoires, des convulsions, des apoplexies même. Et comment des enfants du premier âge pourraient-ils résister à tant d'ennemis de leur faible vie ? S'ils y échappent, la précocité de la puberté les expose à de nouveaux dangers et à un épuisement prématuré.

Le régime de la soupe est le plus simple et n'entraîne pas les graves inconvénients des autres aliments.

Les reproches qui s'adressent à l'usage précoce des viandes sont les mêmes à l'égard du café, du thé, du chocolat, du vin, de toutes les liqueurs fermentées, et des épices. Tous doivent être entièrement étrangers aux enfants.

Par ce régime simple l'*estomac* se fortifie, et de sa bonté dépend celle de nos autres organes.

L'on doit faire attention à ne pas gêner le jeu des *poumons* par des vêtements ou des liens serrés ; mais ce qui contribue le mieux à développer cet organe est le grand air. La santé et la force des enfants tiennent autant à l'air qu'ils respirent qu'à leurs aliments. C'est par cette raison que, peu après leur naissance, on doit les sortir au grand air au moins une fois par jour, et continuer cet usage exactement quels que soient le temps et la saison.

DES SOINS A DONNER A LA PEAU.

Il est un autre organe dont on ne connaît pas assez l'influence, et que, par cette raison, l'on néglige trop : c'est *la peau*. Le docteur *Hufeland*, dans son intéressant ouvrage sur l'*Art de prolonger la vie de l'homme*, a développé sur cet organe des considérations neuves et très importantes : il y démontre que les pores qui percent comme un crible ce vaste tissu dans toute son étendue, servent à l'aspiration de parties éthérées, répandues dans l'air, qui portent dans notre être des esprits vivifiants et fortifiants.

Les pores servent à un autre usage plus ostensible, à la transpiration. C'est par cette voie que le corps humain se débarrasse continuellement de sécrétions qui, sans cela, engorgeraient les vaisseaux et produiraient des maladies.

Rien ne prouve mieux l'utilité de ces deux fonctions de la peau que les accidents, souvent même la mort, qui résultent de la cessation subite de ces deux opérations, ce que l'on appelle *suppression de transpiration.*

L'on conçoit d'après ces faits combien il importe pour la santé de désobstruer les pores de la peau des corps étrangers qui s'y introduisent sans cesse; les lotions, les bains, la propreté, en sont les moyens les plus salutaires et les plus efficaces.

Il est nécessaire d'y accoutumer les

enfants dès leur naissance pendant les quinze premiers jours avec de l'eau tiède, mais en en diminuant insensiblement la chaleur, de façon à n'employer au bout de quinze jours que de l'eau froide, que l'on ne quitte plus, sauf pour les bains.

L'on doit ainsi *laver chaque jour à l'eau froide et en tout temps* le corps des enfants de la tête aux pieds, cela contribue autant à leur santé et à leur vigueur qu'à leur propreté. Quand les localités le permettent, on doit préférer de l'eau de source ou d'un bon puits à toute autre. La raison en est que l'eau en sortant de terre contient des principes volatils fortifiants, qui s'évaporent en étant longtemps exposée à l'air.

Ce lavage doit être prompt; l'on essuie bien les enfants avec un linge sec, et on les vêtit aussitôt. Ces opérations ne doivent pas avoir lieu immédiatement après la sortie du lit par les enfants, ni lorsqu'ils sont en transpiration.

Chaque semaine un bain tiède est convenable à vingt-quatre ou vingt-cinq degrés, et pendant un quart-d'heure seulement, à jeun, ou plusieurs heures après la nourriture.

La chaleur ne doit jamais être forte dans la chambre où sont placés les enfants; leurs vêtements ne doivent être chauds que dans la mauvaise saison. Les sueurs énervent les enfants en bas-âge.

Il ne faut ni serrer ni gêner les enfants, et leurs mouvements doivent être libres. Il est dangereux de mettre des épingles sur eux, il en arrive de fréquents accidents. Maintenez les chaussures larges, ainsi que les bourrelets, si on leur en met. Pendant l'été, laissez leur tête découverte, sauf lorsqu'ils vont au soleil; cette habitude affermit les organes du cerveau, les préserve de rhumes, et diminue le danger des chutes ou des contusions sur la tête.

En général laissez le plus de liberté possible aux enfants nouveau-nés; étendez-les *nus* sur des tapis ou des linges.

ou sur l'herbe quand l'air est doux, et qu'ils y donnent du développement à tous leurs membres; ils ne sont jamais plus contents que dans cette position.

A l'aide de ces moyens ils arriveront à leur deuxième année sans accidents.

Cette époque est celle souvent fatale de la dentition. Si, d'après nos invitations, elle n'a pas été excitée, l'enfant aura acquis la force de supporter cette crise. L'on doit veiller à leur tenir alors le ventre libre, et l'exciter, dans la supposition contraire, par les purgatifs précédemment indiqués, en en augmentant un peu la dose. Tant que dure la crise, l'on peut momentanément suspendre l'usage de l'eau froide pour les lotions. La dentition se développe ordinairement lorsqu'on sèvre les enfants à un an. L'on a dû préparer cette transition en donnant moins à téter pendant les trois derniers mois, et en accoutumant les enfants à manger assez de soupe pour suppléer au lait qu'on leur diminue successivement.

Lorsqu'on s'est décidé à les sevrer, il faut bien s'abstenir de leur donner le sein, quels que soient leurs cris. S'ils l'obtenaient par ce moyen, ils ne manqueraient pas de le renouveler, et le sevrage deviendrait impossible.

Lorsque la bouche est meublée de quelques dents, on peut commencer à les exercer en offrant aux enfants quelques brins de viande cuite et tendre. Le pain et les autres aliments peuvent aussi leur être donnés en petite quantité, ainsi qu'un peu de vin, bière, ou cidre, avec l'eau.

Leurs besoins physiques s'accroissent promptement, et il faut y satisfaire, mais en y mettant de l'ordre et de la régularité. Ces deux usages influent sur la santé et sur le moral même des enfants. L'on remarque que ceux élevés ainsi se soumettent plus facilement aux règles d'ordre à mesure qu'ils grandissent, que les enfants des villageois, qui mangent à toute heure et n'ont qu'à crier pour en obtenir.

L'on objecte contre la méthode de la régularité, qu'il faudra plus tard qu'ils se conforment aux usages selon les lieux où ils seront et les personnes chez lesquelles ils se trouveront.

Oui, sans doute; mais alors ils auront un bon estomac formé, et ils pourront sans inconvénients se prêter à de nouvelles habitudes.

Accoutumez les enfants à des heures régulières pour le coucher et le lever, selon les saisons : l'habitude de l'ordre est aussi utile au physique qu'au moral de l'homme.

Quatre repas par jour, et à heure fixe, sont nécessaires à cet âge, tant y est grande l'activité de l'estomac. Si entre les repas les enfants demandent à manger, donnez-leur du pain sec; s'ils ont faim ils le mangeront; si c'est par fantaisie qu'ils l'ont demandé, ils le laisseront. S'ils veulent boire, ne leur donnez dans ces intervalles que de l'eau pure.

Pour maintenir ces habitudes, il faut

veiller sur les enfants, et plus encore sur les serviteurs, qui croient tous que plus un enfant boit et mange et mieux il se porte.

Éloignez soigneusement des enfants épices, café, thé, chocolat, et fromages, au moins jusqu'à l'âge de douze à quinze ans. Ces objets sont trop stimulants avant cet âge. S'ils peuvent s'en passer toujours ils vivront plus long-temps et plus sainement : réservez ces ressources pour la vieillesse ; vous la rajeunirez par leur usage, tandis qu'en en prenant l'habitude plus tôt, vous hâtez la vieillesse et lui enlevez par ces habitudes l'effet de ces jouissances.

La plus grande latitude doit être laissée à la jeunesse dans ses exercices corporels et dans les jeux. Veillez seulement pour prévenir les dangers de son inexpérience.

Formez le corps avant de vous occuper de l'esprit, et suivez la marche inverse de celle que l'on tient ordinairement.

Si un enfant montre des dispositions

précoces d'intelligence, on s'empresse de les cultiver; mères prudentes! gardez-vous d'en agir ainsi; pressez, excitez les esprits lourds et tardifs, modérez au contraire l'ardeur des autres. Le travail intellectuel exige beaucoup de forces vitales et elles ne sont fournies qu'aux dépens des organes physiques : ce principe est reconnu en physiologie (la science des organes). En général, ne vous hâtez pas d'appliquer les enfants à l'étude, laissez-les plutôt la désirer, ils regagneront bientôt le temps regardé comme perdu.

L'on ne peut trop surveiller les enfants des deux sexes dans leurs réunions; quoique fort jeunes encore, la curiosité est grande dès l'enfance. Ne laissez pas garçons et filles aller ensemble satisfaire les besoins naturels : évitez le danger.

ONANISME.

C'est quelquefois dans un âge très tendre que se développe une maladie, ou une manie des plus funestes, celle de l'*onanisme*. La France est un des pays où elle est le plus répandue ; elle est plus rare en Allemagne, dans le Nord et en Angleterre, soit par l'influence du climat, soit par celle des mœurs. Dans le midi de l'Europe, elle est prévenue par la précocité de la puberté dans les deux sexes et par leur rapprochement prématuré.

Les mères doivent chercher à prévenir cette cruelle manie, qui fait périr une multitude d'enfants dans la jeunesse et même dans l'enfance, tandis que ceux qui lui survivent restent faibles, exténués au physique, abrutis au moral et traînent une vie courte et misérable.

Lorsque l'onanisme est l'effet d'une maladie, l'on peut détruire l'un par l'autre, en guérissant la maladie.

Toutes celles qui exercent une stimulation sur les viscères du bas-ventre, lorsqu'il y existe une certaine sensibilité, portent directement les enfants à l'onanisme : les vers, l'engorgement du bas-ventre, les maladies scrofuleuses, sont de ce genre. Elles sont ordinairement produites par un régime sédentaire, ou trop excitant, qu'il faut éviter pour les enfants.

L'onanisme serait rare si l'on surveillait mieux les enfants. Pour faciliter cette surveillance, nous allons indiquer les objets sur lesquels elle doit s'exercer particulièrement, ainsi que les soins et les précautions qui peuvent prévenir un mal qui altère et détruit les sources de la vie.

1° Aussitôt que les enfants sont sevrés, il faut éviter de leur donner aucun aliment épicé ou d'une nature échauffante. Si leur complexion est délicate, l'on peut leur fournir une nourriture plus substantielle que celle ordinaire, mais avec ménagement. Qu'on ne donne à aucun ni vin pur, ni café, thé ou chocolat, ni aucune boisson fermentée, tous ces objets étant trop excitants pour cet âge. Le soir, ne donnez aux enfants ni viandes, ni œufs, ni ragoûts, ni aliments venteux, tels que haricots, pommes de terre et autres de ce genre. Veillez à ce que les domestiques ne changent rien à ce régime.

2° Il faut continuer de les laver chaque jour à l'eau froide, et de leur faire prendre un bain par semaine, dont on augmente insensiblement la durée depuis un quart-d'heure jusqu'à une demi-heure. Ne couvrez pas beaucoup les enfants, surtout vers les parties naturelles. Que ces vêtements soient larges afin que les mouvements n'y soient pas gênés et que leurs frottements n'excitent pas les sens. Par ce motif, il convient de laisser les garçons en jupes pendant plusieurs années en défendant aux domestiques de se moquer d'eux à cause de ce costume.

3° Il ne faut pas tenir les enfants assis trop long-temps, cette position les échauffant beaucoup. Il en est de même du lit de plume et des couchers trop tendres; une paillasse, ou un sommier de crin, et un matelas suffisent pour le lit d'un enfant: l'on s'accoutume toujours assez facilement aux aisances de la vie, réservons-les pour l'âge mûr et pour la vieillesse.

Faites en sorte que les enfants soient bien fatigués avant de se coucher, ils ne penseront alors qu'à dormir en se mettant au lit. Guettez le moment de leur réveil, et ne souffrez pas qu'ils y restent éveillés, ni qu'ils aillent dans le lit d'autres enfants, ni dans celui de la personne qui couche auprès d'eux. Qu'ils soient peu couverts dans le lit, selon la saison, la grande chaleur excite trop les sens.

4° Les parents ou autres ne doivent pas chercher à développer de bonne heure les facultés intellectuelles de leurs enfants. L'on ne connaît pas assez les rapports intimes qui existent dans l'espèce humaine entre les organes du cœur et du cerveau et ceux des parties naturelles.

5° L'on ne peut observer avec trop de soin ses discours et ses actions en présence des enfants : ce qu'ils ne comprennent pas les occupe, les inquiète ; s'ils vous questionnent, et les enfants sont grands questionneurs, ils vous mettent souvent dans l'embarras, vous obligent à des mensonges qu'ils découvrent plus tard, et n'ont plus de confiance en vous, ce qui est un malheur. L'on doit aussi veiller à ce que des enfants de sexe différent ne se trouvent pas seuls ensemble ; grande est la curiosité de cet âge qui veut toujours savoir le *pourquoi*.

6° Ne vous en rapportez pas entièrement aux domestiques pour le maintien de ce régime, et surveillez vous-mêmes les surveillants.

Si enfin, malgré tant de soin et de précaution, la maladie se manifeste, ce qui est bien rare avec ce régime, à la campagne et même à la ville, c'est à vous, mères, à vous, parents, à trouver dans votre esprit et votre tendresse des moyens curatifs, ou du moins palliatifs d'un mal pour lequel tout art est insuffisant.

L'onanisme se manifestant presqu'à tout âge chez les enfants, nous avons dû nous en occuper avant une crise natucelle qui commence la deuxième époque de l'accroissement du corps humain : nous voulons parler de la dentition définitive.

DEUXIÈME ÉPOQUE.

De sept à quatorze ans.

L'âge de sept ans est une époque critique pour le corps humain.

Depuis la naissance jusqu'à cet âge, les dents qui se forment successivement dans chaque individu, au nombre de vingt, ne sont que provisoires ; plus faibles, d'une contexture plus molle que celle des dents définitives, elles suffisent au travail auquel elles sont destinées. La prévoyante nature n'a pas voulu épuiser dans l'enfant les sucs et les forces vitales qu'auraient exigé les trente-deux dents dont elle pourvoit chaque être humain au-delà de l'âge de sept ans.

Les dents provisoires sont tellement différentes de celles définitives, que, dans beaucoup d'individus, les premières se gâtent et se corrompent promptement, tandis que celles qui les remplacent sont belles, saines, et durent autant que celui qui les porte. Le même phénomène se présente également, mais en sens inverse, chez d'autres enfants.

Ce renouvellement des dents, pour les enfants bien constitués, s'opère d'une manière presque insensible; chez le plus grand nombre ce travail est douloureux, pénible; chez quelques uns enfin il se manifeste par des convulsions, et diverses maladies qui les font périr.

L'on doit chercher à aider la nature dans ses efforts, mais il faut éviter de droguer les enfants, ce qui est plus nuisible qu'utile à cet âge.

En laissant les enfants se livrer aux exercices et aux jeux de leur âge, en leur fournissant une nourriture saine et abondante, en veillant plus particulièrement alors à ce qu'ils n'aient pas les pieds mouillés, et à les faire changer de linge s'ils sont en sueur, enfin en leur tenant le ventre libre, l'on facilite plus le travail de la nature qu'avec toutes les drogues d'une pharmacie.

Il arrive souvent que certaines dents sont mal placées et se gênent les unes les autres; dans ce cas, mais alors seulement, ayez recours à un dentiste habile et prudent.

Quant à l'entretien des dents, n'employez ni poudres, ni opiats, ni liqueurs, quels que soient les noms brillants dont le charlatanisme les décore; s'il est vrai que ces recettes blanchissent les dents, comme ce ne peut être qu'à l'aide des acides qui finissent par détruire l'émail et les dents mêmes, il vaut mieux se borner à accoutumer les jeunes gens à se laver la bouche chaque matin avec un verre d'eau et à la nettoyer avec une brosse douce. Cette recette est d'un effet plus sûr et est plus économique.

C'est aussi vers l'âge de sept ans que la puberté commence à se développer, ce qui exige de la part des parents plus de surveillance sur leurs enfants et plus de retenue en leur présence. Qu'ils se rappellent qu'un sénateur de Rome fut puni pour avoir donné un baiser à sa femme en présence de leur fille.

Quelque ridicule que paraisse aux yeux de beaucoup de gens l'arrêt du sénat romain, nous croyons devoir engager les père et mère à se conformer aux motifs qui le dictèrent ; ces précautions pourront prévenir chez leurs enfants des maux dont leurs parents auraient été la première cause.

Plus les jeunes gens approchent de l'âge de la puberté, que l'on peut fixer de treize à quatorze ans, et plus ces ménagements deviennent nécessaires.

PUBERTÉ DES JEUNES FILLES.

Il est alors pour les jeunes filles une crise personnelle à leur sexe, celle qui leur donne la faculté de devenir mères.

Cette époque, qui, dans les campagnes, arrive ordinairement sans qu'elles y songent, cause de grands maux, des maladies cruelles, et quelquefois la mort aux jeunes personnes qui habitent les villes.

Cette différence provient en général de la différence du régime entre les unes et les autres. Les villageoises, accoutumées à braver l'intempérie des saisons, à se livrer à des travaux actifs et à respirer un air pur, parviennent pour la plupart sans s'en douter à leur puberté.

Les demoiselles des villes, renfermées dans leurs maisons peu spacieuses, respirant un air plus ou moins altéré, condamnées par l'usage à être sédentaires, sauf quelques bals où elles passent les nuits et s'exténuent par une fatigue excessive, ne facilitent en rien les transsudations qui doivent s'effectuer en elles.

Les habitudes, les modes, le désir de plaire, heureusement naturel à leur sexe, les portent au contraire à se vêtir légèrement en toutes saisons, et à se découvrir, si telle est la mode, des parties très sensibles du corps, ce qui les expose à mille indispositions qui retardent ou s'opposent à l'accomplissement de la crise importante à laquelle leur sexe est soumis.

Pour la faciliter nous engageons les mères à changer, au moins pour leurs filles, à cette époque, les pernicieuses habitudes des villes.

Ainsi, qu'elles vêtissent alors les jeunes personnes un peu plus que de coutume; que leurs bras, leur poitrine, et plus encore leurs seins, ne soient plus exposés aux influences atmosphériques.

Qu'un exercice salutaire remplace les occupations sédentaires; qu'elles se livrent avec leurs compagnes, et en plein air, aux jeux de leur âge; la marche, la course, les sauts, la danse, les jeux à la corde, à la raquette, au ballon, enfin tous les exercices de la gymnastique doivent être substitués aux remèdes de la pharmacie. Ces derniers, à cet âge de crise, sont pour la plupart de véritables poisons.

Il y a peu de changements à faire dans la nourriture des jeunes personnes; elle doit être simple et saine. L'on doit proscrire alors les aliments et les boissons dont l'effet est de rafraîchir; il est même bon que la nourriture soit substantielle et que les viandes et les poissons y soient offerts de préférence aux végétaux et aux fruits. L'on doit, à chaque repas, faire boire un peu plus de vin pur que de coutume aux jeunes filles.

Il est important d'éviter l'humidité sur le corps ou aux pieds, à cette époque, et les jeunes demoiselles doivent ne s'asseoir ni sur l'herbe, ni sur la terre, ni sur la pierre; si elles sont obligées de le faire, qu'elles placent sous elles leur schall ou du moins leur mouchoir, et qu'elles ne restent pas long-temps sur ce siége qui peut leur devenir si funeste. Nous connaissons une jeune personne qui, après avoir joué à la campagne, et étant en transpiration, alla s'asseoir sur la pierre et y demeura quelque temps; lorsqu'elle voulut se lever, elle ne put se soutenir et fut dès ce moment, et est depuis vingt ans, perclue de la moitié du corps, malgré tous les efforts de la médecine.

Il faut continuer les exercices gymnastiques jusqu'à la terminaison de la crise. Lorsqu'elle est tardive et trop pénible, ce qui est bien rare lorsqu'on fait usage de ces exercices, l'on peut mêler un peu de *safran* dans les aliments des jeunes personnes, et leur faire boire une infusion de la même plante.

Tels sont les moyens simples et toujours faciles d'éluder les dangers de l'une des deux crises les plus redoutables pour le sexe féminin. Le séjour à la campagne offre beaucoup d'avantages pour leur exécution; mais il n'y a point de villes où ces moyens ne soient praticables.

Ceux de nos lecteurs qui s'attendaient à trouver dans cet écrit des moyens nouveaux et extraordinaires de conserver la santé des enfants et des jeunes gens des deux sexes n'en seront pas satisfaits sans doute, semblables à ces malades qui ne croient à la science du médecin qu'en raison du nombre des remèdes qu'il leur prescrit; mais nous espérons que les pères et mères de famille verront avec plaisir que, sans le secours des pharmacies, sauf un très petit nombre de cas, ils peuvent former dans leurs enfants des corps sains, et préparer le développement de leur intelligence par un régime naturel, simple et économique; et leur suffrage et plus encore la santé de leurs enfants seront la seule récompense que nous ambitionnons.

FIN.

esprits : le roi même, malgré tous ses ordres, n'avait pu arrêter les meurtres et le carnage. Les deux puissances, ayant mis en vain tout en œuvre, crurent qu'il n'y avait plus d'autre ressource que de faire donner une mission générale à toute la ville. On appela de tous côtés des hommes apostoliques pour cette grande œuvre; ils convinrent sagement entre eux que, vu la disposition des esprits si envenimés, il n'était pas à propos de parler de réconciliation dès les premiers discours. Le missionnaire qui fit l'ouverture commença ainsi :

«Mes chers auditeurs, nous venons, envoyés de Dieu, uniquement pour le salut de vos ames : je ne vous parle point du pardon des ennemis; au point où les choses en sont venues, ce n'est pas la voix des hommes qui peut se faire entendre; il n'y a que celle de Dieu qui puisse opérer ce prodige, et nous l'espérons de son infinie bonté. Mais, avant que de commencer, nous avons une grâce à vous demander; il n'y a encore dans cette ville aucun autel édifié en l'honneur de saint Etienne, premier martyr; nous sommes dans la résolution de lui en ériger un : tout sera bientôt prêt, mais il

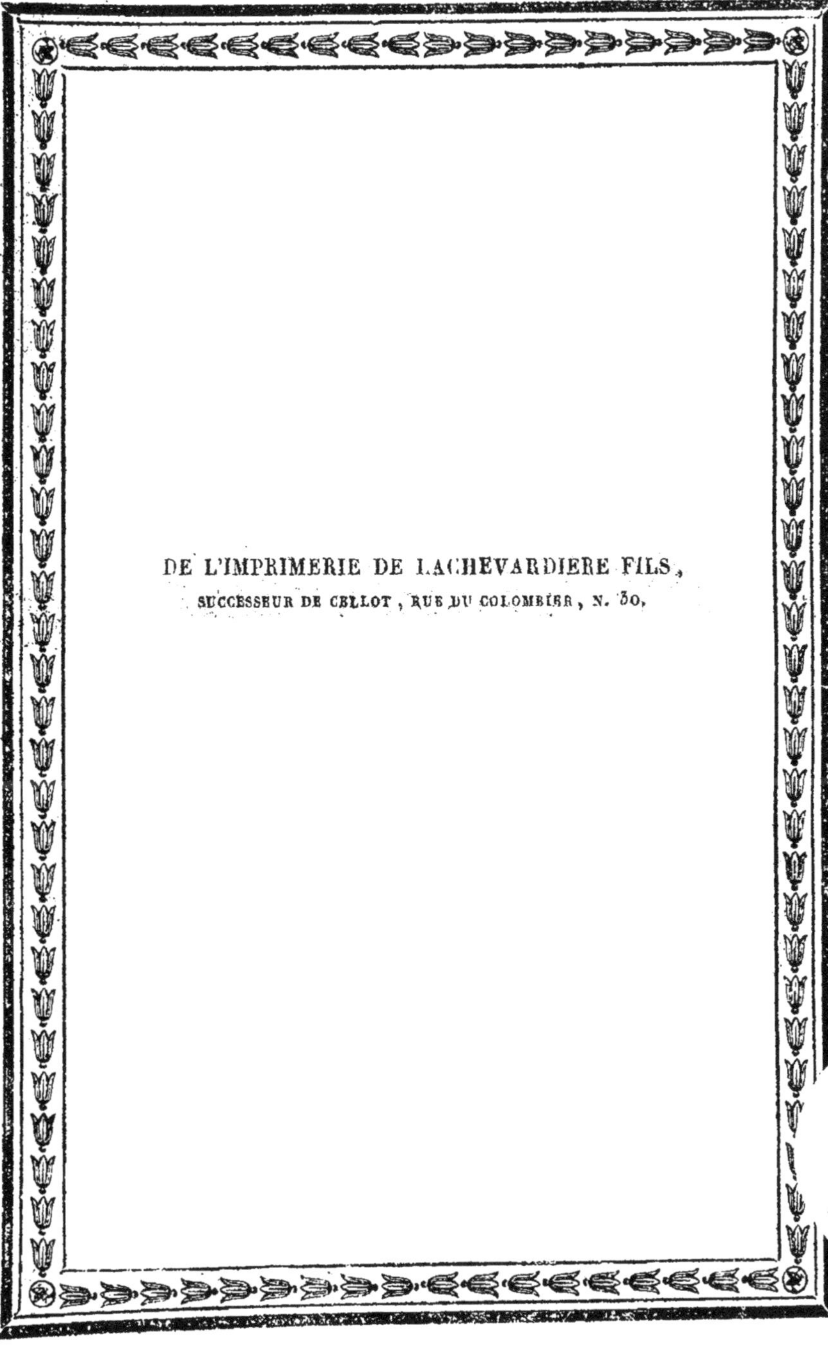

DE L'IMPRIMERIE DE LACHEVARDIERE FILS,
SUCCESSEUR DE CELLOT, RUE DU COLOMBIER, N. 30.

www.ingramcontent.com/pod-product-compliance
Ingram Content Group UK Ltd.
Pitfield, Milton Keynes, MK11 3LW, UK
UKHW021944260726
13994UKWH00004B/1529